Susann Krumpen

Autogenes Training und mehr…

Ein sehr hilfreiches Buch über die Methoden des Autogenen Trainings und der Heilhypnose. Dieses Buch habe ich aus meiner jahrelangen praktischen Erfahrung auf diesem Gebiet geschrieben und es ist für die Menschen geeignet, die Kurse geben, und so mit viel Einfühlungsvermögen die Teilnehmenden leiten können.

1.Auflage: März 2009
Veröffentlicht im BOD Verlag - Books ond GmbH Norderstedt
Sangerhausen in Sachsen Anhalt 2009
Printed in Germany
ISBN: 978-3-8370-8578-5

Inhalt

Ich wünsche Ihnen nun viel Spaß beim Lesen und ausprobieren!

Susann Krumpen

Einleitung

Sie halten hier ein Buch in Ihren Händen, das aus meiner täglichen Arbeit als Kursleiterin an den Volkshochschulen entstanden ist.
Es soll Ihnen als wertvolle Hilfe dienen. Hier wird sehr eindrucksvoll geschildert, wie Sie die erste Unterrichtsstunde gestalten können, ohne unter Zeitdruck zu geraten.
Als ich das erste Mal vor einer Gruppe von Kursteilnehmern stand, war ich verständlicherweise mehr als aufgeregt.
Schließlich hatte ich so was ja noch nie gemacht. Die Frage stellte sich nun, wie ich wohl beginnen würde.
Ich hatte mich wochenlang darauf vorbereitet. Meine Familie war vom vielen Autogenen Training mehr als entspannt.
Sie hatten sich in jeder meiner freien Minute bereitgestellt, um mit mir zu üben.
Bis meine Übungsstunden darin bestanden, dass ich mir alle Plüschtiere meiner Kinder und einen Kurzzeitwecker parat stellte, um ja nicht aus dem Takt zu geraten.
Dann war es endlich soweit. Die erste Kursstunde begann.
Völlig aufgeregt und ziemlich nervös erschien ich in der Volkshochschule.
Ich überprüfte meine Tasche - alles da.
Schließlich wollte ich mich nicht blamieren. Das Lampenfieber wuchs.
Doch dann kam plötzlich alles anders....
Die Kursstunde ging viel schneller als erwartet vorbei und ich frage mich noch heute, wie sie damals gelaufen ist.

Heute gebe ich das Autogene Training schon über viele Jahre. Die Kurse sind immer gut besucht und ich möchte Ihnen nachfolgend einmal schildern, was Sie möglicherweise beachten sollten und wie Sie Ihre Stunden gestalten können.

Achtsamkeitsübungen

Sie werden sich sicher fragen, wozu man solche Übungen braucht. Denken Sie als Kursleiter/in bitte daran, dass die Menschen, die Ihren Kurs besuchen, sehr verschieden sind. Vielleicht stand einer der Teilnehmer gerade im Stau, oder ein Anderer hatte Streit mit seinen Liebsten.

Vielleicht ist auch jemand dabei, der in der Arbeit Stress gehabt hat und und.
Wie Sie sehen, können die Menschen aus sehr unterschiedlichen Situationen heraus zu Ihnen in den Kurs kommen und sollen nun sofort zum Autogenen Training übergehen.
Das funktioniert natürlich gar nicht.

Meine Erfahrung hat gezeigt, dass Lockerungsübungen, zum Beispiel auf einem Pezziball, oder Achtsamkeitsübungen sehr hilfreich sein können, um erst mal „runterzukommen“.

Dazu legen sich die Teilnehmer auf ihre Matten. Es soll bequem und warm sein. Daran müssen Sie als Kursleiter/in im Vorfeld denken.

Lassen Sie bitte alle Teilnehmer ihre Handys ausschalten.
Die Teilnehmer sollten eine Decke und ein kleines Kissen mitgebracht haben.
Fordern Sie alle Teilnehmer auf, sich möglichst bequem hinzulegen, Arme, Beine und Kopf noch ein paar Mal zu bewegen, so dass eine bequeme Liegehaltung gewährleistet ist.
Auch der Knopf am Hosenbund soll ruhig geöffnet werden.
Sorgen Sie für Musik, die leise im Hintergrund spielt.

Nachfolgend finden Sie den Text zum Vorlesen: (achten Sie bitte darauf, das sich Ihre Stimme am Ende des Satzes senkt).
Machen Sie Pausen zwischen den Sätzen.

Sehr hilfreich ist es, sich den gerade gesagten Satz in Gedanken noch einmal zu wiederholen, bevor Sie weiter fortfahren.

Hier der Text zum Vorlesen:

(Einigen Sie sich vorher, welche Anrede Sie benutzen möchten)

Sie können Ihre Augen jetzt schließen und achten auf Ihren Körper (Pause) … wo er mit irgendwas in Berührung kommt. (Pause) …
Diese Übung können Sie im Sitzen, im Stehen und im Liegen machen. (Pause) …
Machen Sie es sich sehr bequem, so, wie es Ihnen jetzt möglich ist (Pause) … Achten Sie einmal darauf, wo Ihr Körper etwas berührt (Pause) … die Unterlage (Pause) …den Boden (Pause) …den Stuhl (Pause) … Fühlen Sie einmal genau dorthin (Pause) …
Und nun achten Sie einmal auf Ihren Atem (Pause) … wie der Brustkorb sich bewegt (Pause) … wie er sich hebt und wieder senkt (Pause) … Beim Atmen
wie die Bauchdecke sich bewegt (Pause) … und wenn Sie genau auf sich achten (Pause) … bewegen sich die Nasenflügel ein wenig (Pause) … Fühlen Sie einmal genau dorthin (Pause) …
Und kommen Sie nun allmählich wieder zurück (Pause) … Achten Sie wieder auf Ihren Körper (Pause) …
Wo der Körper Kontakt hat (Pause) …
Mit der Unterlage (Pause) … Mit dem Boden (Pause) …Mit dem Stuhl (Pause) … Fühlen Sie noch einmal dorthin (Pause) …

Sie können Ihre Augen wieder langsam aufmachen (Pause) ... Und befinden sich im Hier und Jetzt.

Diese Übung sollte etwa 5 bis maximal 10 Minuten in Anspruch nehmen. Nun können Sie dazu übergehen, mit dem Autogenen Training zu beginnen.

Autogenes Training, was ist das?

Einleitung - Das vegetative Nervensystem

Das vegetative oder autonome Nervensystem reguliert alle notwendigen Funktionen, wie Atmung, Kreislauf, Stoffwechsel, Verdauung, Sexualität. Es steuert die Vorgänge in den jeweiligen Lebenssituationen oder Bedürfnisse und passt sie funktionsgerecht an. Der Mensch lebt in einer sinnvollen Vernetzung all seiner seelischen und körperlichen Prozesse. Er wird in Mit - leidenschaft gezogen. Jedes Gefühl, wie Freude, Wut, Ärger oder Aggression löst eine gesetzmäßige Reaktion aus. Vielleicht kommt Ihnen der »Angstschweiß« bekannt vor, um nur ein Beispiel zu nennen.

Das Nervensystem wird noch mal in das sympathische & parasympatische Nervensystem unterteilt. Sympathikus und Parasympathikus werden in Mitleidenschaft gezogen, die Aktivierung des einen führt zwangsläufig zur Reaktion des anderen. Die natürliche Balance der beiden Antagonisten, Sympathikus und Parasympathikus, ist Garant für Gesundheit und Lebensfreude.

Stress - eine kollektive Zeitkrankheit?

Stress zeigt sich in vielen Masken. Kaum ein Mensch, gleich welchen Alters, Geschlechts oder sozialer Herkunft bleibt - wenigstens zeitweise - davon verschont. Stress kann zum Störfaktor eines vitalen Lebens führen. Unter Stress steigt der Tonus (die Spannung) eines Menschen und führt zu Verspannungen.

Festhalten am Stress kann zu Blockaden führen, die einen Energie- und Affektstau auslöst. Diese Verspannungen können letztendlich Depressionen auslösen, diese Erkrankung zählt heute zu den häufigsten Krankheitserscheinungen.

Stress gefährdet das feinabgestimmte Energiesystem des menschlichen Organismus. Die Feinabstimmung, die Homöostase, entgleitet ihrem Gleichgewicht. Alles gerät aus dem Lot. Die Folgen sind:

- Antriebsschwäche,
- Lebensunlust,
- Gereiztheit,
- Unausgeglichenheit,
- Melancholie.

Der Weg zum autogenen Training

Seine wichtigsten Ziele sind Stress abzubauen, einen besseren Umgang mit Stress im allgemeinen zu lernen und die eigenen körperlichen, geistigen und seelischen Kräfte ökonomischer, sparsamer und gezielter einzusetzen, unsere Phantasie, diese kreative & unerschöpfliche Lebenskraft zu aktivieren.

Die Punkte auf einen Blick:

- Für Kinder & Erwachsene
- Leicht & lustvoll
- Weniger autoritär und fremdbestimmt
- Größerer persönlicher Freiraum und Autonomie
- keine Polarität zwischen Unter- und Oberstufe
- Angstfreie Organübungen
- Sinnlich- emotionale Erfahrungen
- Weniger Leistungsdruck
- Wahlmöglichkeiten für alle Übungen
- Bildsymbole zur Codierung der Übungseinheiten

Erfahrungen aus meiner langjährigen

Berufserfahrung

Über den privaten oder therapeutischen Bereich hinaus eignet sich das autogene Training auch für Kindergarten und Schule. Dort klagen die Verantwortlichen über Unruhe, Nervosität und Aggressionen.

Eine Voraussetzung für kreatives Spiel, Konzentration und Lernbereitschaft ist innere Ruhe und Ausgeglichenheit.

Die in den Kindergärten oft gefürchteten Mittagspausen werden durch Phantasiereisen mit Autogenem Training zu wirklichen Inseln der Ruhe.

Hier können nicht nur Kinder wieder Kraft und Energie, Ruhe und Entspannung genießen. Für medienüberfütterte Kinder sind phantasievolle Angebote ein wichtiges Gegengewicht.

Die X Formel

Sicher werden Sie das Autogene Training kennen. Es besteht im Wesentlichen aus Sätzen, die wiederholt werden, um sie verinnerlichen zu können.

Ich möchte Ihnen ein Beispiel dafür geben.

Beginnen Sie wieder damit, dass Sie die Teilnehmer erst mal zur Ruhe kommen lassen. Erinnern Sie sich, was am Anfang des Buches steht und beginnen Sie mit einer **Achtsamkeitsübung.**

Dann gehen Sie zum Autogenen Training über.

Sprechen Sie langsam, machen Sie Pausen zwischen den einzelnen Sätzen.

Ich bin ganz ruhig

Der **rechte Arm** ist ganz **schwer** (Pause)

Der rechte Arm ist ganz schwer (Pause)

Der rechte Arm ist ganz schwer (Pause)

Der rechte Arm ist ganz schwer (Pause)

Der rechte Arm ist ganz schwer (Pause)

Der rechte Arm ist ganz schwer (Pause)

Der **linke Arm** ist ganz **schwer** (Pause)

…5-mal wiederholen

Das **rechte Bein** ist ganz **schwer** (Pause)

Das rechte Bein ist ganz schwer (Pause)

Das rechte Bein ist ganz schwer (Pause)

Das rechte Bein ist ganz schwer (Pause)

Das rechte Bein ist ganz schwer (Pause)

Das **linke Bein** ist ganz **schwer** (Pause)

…5-mal wiederholen

Beine und Arme sind ganz schwer (Pause)

Beine und Arme sind ganz schwer (Pause)

Beine und Arme sind ganz schwer (Pause)

Beine und Arme sind ganz schwer (Pause)

Beine und Arme sind ganz schwer (Pause)

Ich bin ganz ruhig

Der **rechte Arm** ist ganz **warm** (Pause)

Der rechte Arm ist ganz warm (Pause)

Der rechte Arm ist ganz warm (Pause)

Der rechte Arm ist ganz warm (Pause)

Der rechte Arm ist ganz warm (Pause)

Der **linke Arm** ist ganz **warm** (Pause)

…5-mal wiederholen

Das **rechte Bein** ist ganz **warm** (Pause)

Das rechte Bein ist ganz warm (Pause)

Das rechte Bein ist ganz warm (Pause)

Das rechte Bein ist ganz warm (Pause)

Das rechte Bein ist ganz warm (Pause)

Das **linke Bein** ist ganz **warm** (Pause)

…5-mal wiederholen

Arme und Beine sind ganz warm (Pause)

Arme und Beine sind ganz warm (Pause)

Arme und Beine sind ganz warm (Pause)

Arme und Beine sind ganz warm (Pause)

Arme und Beine sind ganz warm (Pause)

Meine Stirn ist angenehm kühl

Ich bin ganz ruhig

Das **Herz schlägt ruhig** und **gleichmäßig** (Pause)

Das Herz schlägt ruhig und gleichmäßig (Pause)

Das Herz schlägt ruhig und gleichmäßig (Pause)

Das Herz schlägt ruhig und gleichmäßig (Pause)

Das Herz schlägt ruhig und gleichmäßig (Pause)

Ich bin ganz ruhig

Die **Atmung ist ruhig** und **gleichmäßig** (Pause)

Die Atmung ist ruhig und gleichmäßig (Pause)

Die Atmung ist ruhig und gleichmäßig (Pause)

Die Atmung ist ruhig und gleichmäßig (Pause)

Die Atmung ist ruhig und gleichmäßig (Pause)

Ich bin ganz ruhig

Das **Sonnengeflecht ist strömend warm** (Pause)

Das Sonnengeflecht ist strömend warm (Pause)

Das Sonnengeflecht ist strömend warm (Pause)

Das Sonnengeflecht ist strömend warm (Pause)

Das Sonnengeflecht ist strömend warm (Pause)

X Formel: (setzten Sie hier bitte die **X** Formel ein, achten Sie auf positive Formulierungen).

Beispiele:

- ich bleibe ruhig und gelassen,

- ich finde meinen Weg,

- ich bin voller Zuversicht,

- ich fahre ruhig und sicher.

Sie können zusammen mit den Teilnehmenden **X** Formeln erarbeiten und sie dann einfach einsetzen. Sie werden sehen, Ihre Kursstunden werden für Alle eine Bereicherung sein.

Erklärung Sonnengeflecht:

Das *Sonnengeflecht* liegt unter dem Magen, auf der Wirbelsäule in Höhe der Nebennieren und strahlt wie eine Sonne in den Bauchraum.

D.h. die Nervenstränge, die mit dem Sonnengeflecht verbunden sind, gehen strahlenförmig in den Bauchraum hinein.

Achtung, jetzt dürfen Sie die Stimme erheben, um die Teilnehmenden aus dem Autogenen Training zurückzuholen.

Benutzen Sie dazu folgende Formel:

Ich nehme jetzt zurück! (Pause)

Ich nehme jetzt zurück! (Pause)

Arme fest anspannen! (Pause)

Arme fest anspannen! (Pause)

Tief einatmen! (Pause)

Tief einatmen! (Pause)

Augen auf!

Diese Kursstunde dauert etwa 45 Minuten.

Die erste Kursstunde

Natürlich darf ich davon ausgehen, dass Sie eine Ausbildung vorweisen können. Wenn es Ihre erste Kursstunde ist, kann ein gewisses Lampenfieber da sein. Beruhigen Sie sich, das ist völlig normal.

Sicher haben Sie in der letzten Zeit daran gedacht, wie Sie die erste Kursstunde gestalten sollten. Ich möchte Ihnen nun ein Beispiel aus meiner langjährigen Berufspraxis geben, um Ihnen den Einstieg zu erleichtern.

Kommen die ersten Teilnehmer, so begrüßen Sie diese ruhig herzlich mit einem Handschlag. Lassen Sie sie wissen, dass Sie sich freuen.

Stellen Sie sich kurz mit Ihrem Namen vor.

Dann, wenn Alle da sind, legen Sie die Matten zurecht und bitten Sie die Teilnehmer, die Handys auszuschalten.

Wenn Sie Pezzibälle zur Verfügung haben, bilden Sie damit einen Kreis und bitten die Teilnehmer, sich auf diese zu setzen. Begrüßen Sie alle Teilnehmer und schlagen Sie eine kleine Vorstellungsrunde vor. Stellen Sie sich zuerst vor. Das nimmt in den meisten Fällen den Teilnehmern die Angst.

Dann besprechen Sie mit den Teilnehmern den gesamten Ablauf der Kursstunden. Hilfreich wäre es, sich im Vorfeld eine Liste der Daten anzufertigen, wo Sie Ort, Uhrzeit der Kursstunden auflisten. Vergessen Sie auch Ihre Telefonnummer nicht.

Dieser Teil der Kursstunde umfasst je nach Teilnehmerzahl etwa 20 Minuten.

Dann können sich alle Teilnehmer auf die Matten verteilen. Fordern Sie sie auf, es sich möglichst bequem zu machen. Legen Sie leise Musik ein. Dann kann es auch schon los gehen.

Ob Sie die Übungseinheit mit der X-Formel benutzen, oder die Langversion hängt vom persönlichen Geschmack und Geschick des Kursleiters ab.

Nach dem Autogenen Training lassen Sie die Teilnehmer aufrichten und befragen jeden einzeln, nach dem Befinden.

Versuchen Sie, die Kursteilnehmer mit Namen anzusprechen. Das schafft eine vertrauensvolle Atmosphäre. Seien Sie empathisch.

Lassen Sie jeden Einzelnen zu Wort kommen und aussprechen. Dann bedanken Sie sich für die Teilnahme, wünschen einen schönen Abend und nehmen Bezug auf die nächste Kursstunde.

Zeigen Sie, dass Sie erfreut sind, auch wenn es Ihnen schwer fällt. (Weil Sie schließlich auch einen anstrengenden Tag hinter sich hatten)

Bitten Sie die Teilnehmer, mit Ihnen gemeinsam die Matten wieder weg zu räumen. Bedanken Sie sich und verabschieden Sie die Kursteilnehmer wieder mit einem Handschlag.

Die Musik, die Sie für die Kursstunden wählen, sollte dezent und leise im Hintergrund spielen.

Die Kursstunde umfasst einen Zeitrahmen von ungefähr 90 Minuten.

Die Langversion des Autogenen Trainings

Natürlich gibt es auch eine Vorleseversion des Autogenen Trainings. Ich habe mir den Text erarbeitet und gerade dieser Text ist in meinen Kursstunden immer gut angekommen. Deshalb möchte ich Ihnen den Text zum Vorlesen nicht vorenthalten. Lesen Sie bitte langsam und mit gesenkter Stimme. Achten Sie bitte auf ausreichende Pausen zwischen den Sätzen.

Diese **Langversion** ist in der **Ich - Form** geschrieben.

Anfang:

Ich leiste keinen Widerstand und schließe meine Augen. Ich halte meine Augen leicht und geschlossen. Ich empfinde ein angenehmes Gefühl der Müdigkeit mit geschlossenen Augen. Dieser Zustand ist schön.

Ich gleite jetzt wie ein Segelflieger, der durch die Lüfte schwebt, immer tiefer und tiefer dem Tal entgegen. Ruhig und sicher. Ich gleite mit geschlossenen Augen in einen angenehmen Zustand. Ruhig und sicher.

Wie ein Segelflieger, der lautlos durch die Lüfte dem sicheren Tal entgegengleitet. Ich höre nur noch auf meine Stimme. Ich höre nur noch darauf, was mir meine Stimme sagt.

Meine Augen sind müde und geschlossen. Ich bin ganz ruhig. Ganz ruhig. Es ist angenehm ruhig um mich. Es ist ruhig in mir. Ich spüre nun, wie mein Kopf schwer und müde wird. Mein Kopf wird schwer und müde. Immer schwerer, immer müder. Ich spüre es ganz genau, wie mein Kopf schwer und müde wird. Ich empfinde einen leichten Windhauch um die Stirn. Mein Kopf wird schwer und müde. Immer schwerer, immer müder.

Es ist angenehm, wie meine Augen und mein Kopf schwer und müde sind. Alles ist sehr ruhig um mich.

Mein Kopf wird immer schwerer und müder. Ich genieße diese Schwere. Die Schwere und die Müdigkeit.

Und jedes meiner Worte dringt immer tiefer und tiefer in mein Inneres. Immer tiefer und tiefer. Ich bin ganz in mir. Immer tiefer gleite ich in diesen angenehmen ruhigen Zustand.

Meine Augen, mein Kopf sind schwer und müde. Ich bin ganz ruhig. Ganz entspannt. Mein Kopf ist schwer und müde.

Es ist angenehm so schwer und müde zu sein.

Nichts kann mich mehr stören. Gar nichts stört mich. Ich höre nur noch auf meine Stimme und bin ruhig, müde und schwer. Meine innere Stimme ist stark. Kein Gedanke, kein Geräusch kann mich mehr stören. Ich höre nur noch auf meine Stimme.

So wie mein Kopf schwer geworden ist, so wird nun auch mein rechter Arm allmählich schwer und müde. Der rechte Arm wird schwer, ganz schwer. Schwer und müde. Mein rechter Arm wird immer schwerer, immer müder. Mein rechter Arm liegt schwer auf der Unterlage. Ich spüre, wie schwer mein rechter Arm wird.

Bleiern schwer. Es ist fast nicht möglich, den rechten Arm von der Unterlage zu heben. Mein rechter Arm ist schwer und müde. Ganz müde und schwer. (ständig wiederholen und langsam sprechen mit Pausen)

So müde wird nun auch mein linker Arm. Mein linker Arm wird schwer und müde. Ganz schwer und müde. So müde, wie mein rechter Arm. Ich spüre, wie schwer und müde mein linker Arm wird. Es ist fast nicht möglich, den linken Arm von der Unterlage zu heben. Der linke Arm ist schwer, wie Blei. Mein linker Arm ist ganz schwer, ganz müde.

Beide Arme liegen schwer auf der Unterlage. Beide Arme sind ganz schwer, ganz müde.

Nun möchte ich, dass auch mein rechtes Bein von dieser Schwere und Müdigkeit erfasst wird. Das rechte Bein wird schwer und müde. Ganz schwer und müde. Die Schwere und Müdigkeit zieht sich vom Schenkel bis zu den Füssen. Das rechte Bein wird ganz schwer und müde. So wie die Arme. Jetzt ist auch das rechte Bein schwer und müde. Es ist angenehm, so schwer und müde zu sein. Bein und Arme sind ganz schwer und müde. Mein rechtes Bein, vom Schenkel bis zum Fuß, ist ganz schwer und müde.

Jetzt geht das angenehme Gefühl der Schwere auch auf das linke Bein über. Das linke Bein wird jetzt schwer und müde. So wie das Rechte. Mein linkes Bein wird ganz schwer und müde. Arme und Beine sind ganz schwer und müde.

Kopf und Augen, Arme und Beine sind ganz schwer und müde. Beide Beine sind jetzt schwer und müde, schwer und müde.

So schwer, wie meine Arme, mein Kopf und meine Augen.

So verbreitet sich die Müdigkeit über meinen ganzen Körper. Auf den Bauch, auf die Brust. Der ganze Körper wird jetzt von Schweren und Müdigkeit erfasst. Ich bin schwer und müde. So wunderbar schwer und müde.

Der ganze Leib ist jetzt schwer und müde. Er versinkt tief in die Unterlage. Alles an mir ist ruhig, schwer und müde. Mit jedem Atemzug werde ich immer schwerer und müder. Mit jedem Atemzug spüre ich mehr und mehr, wie dieser Zustand immer stärker in mir wird. Immer schwerer und müder.

Mein Körper folgt mir. Ich bin müde, schwer und ruhig.

Ich gleite wie ein Segelflieger immer tiefer in das Tal der Schwere und Ruhe. Mit jedem Atemzug, mit jedem Atemzug spüre ich mehr und mehr, wie der angenehme Zustand der Schwere und Ruhe immer stärker in mir wird. Mein Atem geht ruhig und gleichmäßig.

Es ist ein angenehmer Ruhezustand von Kopf bis Fuß. Wohltuende Ruhe hat meinen Körper erfasst. Alle Muskeln sind zur Ruhe gekommen. Muskeln und Nerven haben sich entspannt.

Mein Körper ist ruhig und schwer.

Auch meine Nerven sind ruhig und entspannt. Alle Gedanken, die mich belasten lasse ich wie weiße Wattewolken an mir vorüberziehen.

Mein Körper ist ruhig, er geht schlafen, während ich wach bin. Auch meine Gedanken gehen schlafen. Alle Gedanken , die mich belasten. Sie sind vollkommen unwichtig.

Alles Denken und Grübeln zieht an mir vorrüber. Alles geht zur Ruhe.

Alles Denken und Grübeln ist jetzt völlig unwichtig. Ich höre nur auf meine Stimme. Nichts stört mich mehr. Nur meine Stimme ist stark. Alles Andere versinkt und ist ganz unwichtig.

Ich bin in einem Ruhezustand. Die Ruhe umgibt meinen ganzen Körper, wie ein schützender, weiter Mantel. Eine wunderbare Harmonie zwischen mir und meiner Seele tritt ein.

Ich fühle mich froh und geborgen, umhüllt von einem weichen, weiten Mantel.

Die Ruhe umgibt meinen ganzen Körper, alles ist ruhig in mir. Ich höre nur noch meine Stimme. Alles Andere ist völlig unwichtig. Ich fühle mich glücklich und geborgen, umhüllt von einem weichen, weiten Mantel. Leise Musik klingt an mein Ohr. Eine wunderbare Harmonie zwischen Körper und Seele tritt ein.

Dir Ruhe umgibt meinen ganzen Körper wie ein weiter, schützender Mantel.

Eine wunderbare Harmonie erfüllt mich.

Ich fühle mich glücklich und geborgen. Umhüllt von einem weiten, warmen Mantel. Alles ist ruhig in mir. Ich höre nur noch auf meine Stimme. Meine eigene innere Stimme. Alles Andere ist unwichtig. Ich bin in einem wunderschönen Ruhezustand. Eine wunderbare Harmonie zwischen Körper und Seele spüre ich jetzt. Ich fühle mich glücklich und geborgen. Wenn ich jetzt an meinen Bauch denke, spüre ich, dass er immer wärmer und wärmer wird.

Mein Bauch wird wunderbar warm. Ein angenehmes Gefühl der Wärme strömt durch meinen Bauch. Strömende Wärme durchflutet meinen Bauch, mein Bauch wird wunderbar warm. Ganz deutlich spüre ich, wie mein Bauch strömend warm wird. Strömend warm.

Mein Bauch wird jetzt strömend warm. Wunderbar warm.

Der Bauch ist weich und warm. Durch die Wärme hat sich mein Bauch völlig entspannt. Der Bauch ist entspannt und warm. Er ist zur Ruhe gekommen und hat sich völlig entspannt. Ich spüre ganz stark die Wärme in meinem Bauch. Mein Bauch ist strömend warm, strömend warm.

Durch die Wärme hat sich mein ganzer Körper völlig entspannt. Er ist zur Ruhe gekommen und die Wärme strahlt in meinen Körper hinein. Die Wärme strahlt. Ganz warm. Und in diesem Zustand der angenehmen Ruhe öffnet sich das Tor zu meinem Inneren ganz weit.

Jedes Wort ist jetzt wichtig für mich. Jedes Wort, das ich jetzt sage, dringt tief in mein Inneres, in mein Unterbewusstsein. Jedes Word durchströmt mein Inneres. Jedes Wort erfrischt mich und macht mich stark. Die Worte werden eine heilende Wirkung auslösen.

Ich höre nur noch meine Stimme. Alles Andere ist unwichtig. Ich höre nur noch die Stimme. Denn jedes Wort wird jetzt ein Samenkorn, das in mein Unterbewusstsein eindringt und heilende Wirkung auslöst. Mein Körper ist entspannt, ganz ruhig und entspannt. Jedes Wort dringt tief in mein Unterbewusstsein ein, durchströmt mein Inneres. Wie ein Samenkorn in guter Erde.

Mein Wort übt heilende Wirkung aus.Ich höre nur noch meine Stimme. Mein Bauch ist ruhig und warm.

Die Wärme strahlt jetzt vom Bauch aus in den ganzen Körper hinein. Die Wärme gibt mir Ruhe. Ruhe und Geborgenheit.

Die Wärme macht mich ruhig, ganz ruhig. Ich atme tief – und die Wärme strahlt vom Bauch aus in den ganzen Körper hinein. Die Wärme gibt mir Kraft und Geborgenheit.

Sie strahlt durch meinen ganzen Körper. Von Oben bis hinunter zu den Füßen. Die inner Wärme, die mir Ruhe und Kraft gibt.

Mein Körper ist warm und ruhig. Ganz warm und ruhig. Ich spüre die Wärme von Oben bis hinunter zu den Füßen. Strahlende Wärme durchflutet meinen ganzen Körper. Sie gibt mir Geborgenheit und Ruhe. Ich atme tief und ruhig, tief und ruhig. Mein Atem geht ruhig und gleichmäßig. Ganz ruhig und gleichmäßig. Immer, wenn ich ganz tief ein- und ausatme füllen sich alle Organe, alle Zellen meines Körpers mit Ruhe und Wärme. Meine Seele tut alles für mein Leben. Ich atme mit Ruhe und Wärme, immerzu. Tag und Nacht.

Ich atme mich ruhig und warm, ruhig und warm.
Immerzu Tag und Nacht.

Denn der Atem erfüllt meinen ganzen Körper mit Ruhe und Wärme. Jeder Atemzug, jeder Atemzug erfüllt mich mit Ruhe und Wärme. Ich atme mich ganz tief und warm, ganz tief und warm.

Durch diese wunderbare Ruhe, die mit jedem Atemzug meinen ganzen Körper durchströmt, bleibe ich in Zukunft immer ruhig und entspannt. In allen Lebenslagen. Immer ruhig und entspannt. Mit tiefen Atem.

Der Atem gibt mir Ruhe und Wärme. Wärme und Ruhe gibt mir mein Atem. Der Atem durchströmt mich mit Ruhe und Wärme. Mein ganzer Körper füllt sich bei jedem Atemzug mit Ruhe und Wärme. Mein ganzer Körper ist ruhig und warm durch meinen Atem.

Alle Muskeln sind nun zur Ruhe gekommen. Muskeln und Nerven haben sich entspannt. Alle Gedanken gehen jetzt schlafen, ziehen an mir vorüber. Nichts stört mich. Ich höre nur noch auf meine Stimme. Alles Denken und Grübeln schläft. Alles um mich ist völlig unwichtig. Die Ruhe umgibt meinen ganzen Körper, wie ein weiter und warmer Mantel.

Nichts drückt mich. Eine wunderbare Harmonie zwischen Körper und Seele, zwischen meinem Willen und meinem Inneren tritt ein. Ich fühle mich glücklich und geborgen. Umhüllt von einem weiten warmen Mantel. Alles ruht in mir. Die Ruhe umgibt meinen ganzen Körper, wie ein weiter und schützender Mantel.

Ich höre nur noch meine Stimme. Alles um mich ist völlig unwichtig. Mein Atem geht ruhig und gleichmäßig. Ich spüre eine angenehme Harmonie zwischen Körper und Seele.

Ein angenehmes Gefühl der Wärme durchströmt meinen ganzen Körper. Mein Körper ist wunderbar warm.

Ich spüre ganz deutlich die Wärme meines Körpers.

Ich spüre strömende Wärme.

So entspannen sich jetzt mein Körper und meine Seele. Nichts stört mich mehr. Mein Atem geht ruhig und gleichmäßig. Stärke durchströmt Muskeln und Nerven. Körper und Seele sind ruhig und entspannt. Ruhige Wärme strahlt durch Körper und Seele.

Sie gibt mir Geborgenheit und Ruhe. Körper und Seele sind eins. Ich atme ganz tief und ruhig. Meine Gedanken strömen mit dem Atem, stark und ruhig, ganz stark und ruhig. Ich atme mit Ruhe. Jeder Atemzug macht mich ruhig, ganz ruhig. Der Atem macht mich ruhig und warm, ganz ruhig und warm…

Jetzt ist es Zeit zu Schluss machen. Dazu brauchen Sie die Formel, die die Teilnehmer zurückholt. Hier gebe ich Ihnen einen Vorschlag dazu. Selbstverständlich sind alle Texte auch veränderlich nach persönlichem Geschmack und Vorlieben.

Das Zurückholen

Ich werde nun gleich bis fünf zählen. Dann öffnen Sie wieder die Augen und sind hellwach, fühlen sich entspannt und erfrischt.

Ich beginne mit Eins. Bei Eins gehen die Schwere und Müdigkeit aus den Beinen zurück. Die Beine werden wieder ganz leicht und frei. Sie können Ihre Beine und Füße ganz leicht und frei bewegen.

Zwei – Nun geht auch die Schwere aus Ihre Armen zurück. Sie können beide Arme, beide Hände wieder ganz leicht bewegen. Machen Sie die Hände zu Fäusten, bewegen Sie Ihre Finger.

Und jetzt kommt die Drei. Jetzt entweicht auch alle Schwere und Müdigkeit aus dem ganzen Körper, der ganze Körper wird wieder leicht und frei. Sie können wieder ganz leicht und frei atmen.

Vier – Alle Müdigkeit und Schwere aus dem Kopf und Ihren Augen verfliegen, wie eine Wolke im Wind. Der Kopf wird ganz leicht und frei. Der Kopf ist leicht und frei. Sie können jetzt wieder ganz leicht und frei atmen

Und nun die Fünf. Sie können wieder die Augen öffnen, befinden sich im Hier und jetzt. Befinden sich auf Ihrer Unterlage.

Sie können sich recken und strecken, wie Sie es morgens beim Aufwachen auch tun würden. Sie haben nun die Augen auf und fühlen sich froh und erfrischt.

Phantasiereisen

Waldspaziergang (Du - Form)

Stell Dir vor, Du würdest heute gerne einen Ausflug machen und es ist herrliches Spätsommerwetter. Die Bäume verfärben sich langsam bunt und es scheinen noch die letzten Sonnenstrahlen. Du hast beschlossen, diesen schönen Sommertag zu genießen.

Die letzten Sonnenstrahlen tanzen auf Deiner Haut.
Spürst Du, wie warm und weich sich das anfühlt?
Spüre noch einmal dorthin.
Du fühlst, wie Deine Haut warm und weich ist.
Ganz warm und weich.
Der Himmel ist blau mit kleinen weißen Wattewolken.
Du beobachtest ihn und siehst, wie die weißen Wölkchen immer weiter ziehen, langsam einfach weiterziehen.

Ein laues Lüftchen spürst Du jetzt.
Spüre noch einmal dorthin. Fühlst Du es?
Fühlst Du die Wärme und den leisen Windhauch auf Deiner Haut?
Riechst Du den Duft der Natur?
Wie es nach Sommer duftet?

Du gehst einen Waldweg lang, das Gras unter Deinen Füßen ist weich und saftig.
Und Deine Füße sinken in den weichen Waldboden ein.
Fühlst Du, wie Deine Schritte sind?

Wie Deine Füße sanft und weich in den Waldboden einsinken während Du diesen Weg lang gehst?

Es riecht nach frischer Erde, Sommer und Laub. Riechst Du es?
Dein Atem geht ruhig und gleichmäßig.
So wie Deine Schritte. Und Du fühlst Dich beschwingt und heiter.
Sonnenstrahlen fluten durch das bunte - grüne Blätterdach und es ist so ein schöner, warmer Tag heute.

Bäume stehen an den Seiten des Weges, ein ganzer Wald.
Du läufst immer weiter und siehst die grünen Blätter an den Bäumen.
Es sieht so richtig gut aus, so, wie Du es schon lange nicht mehr war nehmen konntest.

Dein Atem.... .und Du siehst Blumen auf einer kleinen Lichtung, bunte wilde Blumen.
Du beschließt sich ein Sträußchen zu pflücken und gehst genau dort hin.

Die Blumen sind in vielen Farben. Blaue, Gelbe, Rosa und lila Glockenblumen pflückst Du in Deinen Strauß.

Vögel zwitschern im Wald. Kannst Du es hören? Hör noch einmal genau dorthin. Was für Töne Du wahrnehmen kannst. Das Zwitschern der Vögel, das Rauschen der Blätter in den Bäumen und Deine Schritte.

Ansonsten Stille und die Alltagssorgen können nun von Dir abfallen. Einfach so.
Gedanken, die Dich bis eben noch belastet haben, können jetzt einfach verschwinden.
Du siehst nur diesen schönen Wald, mit ihren grün schon bunt gefärbten Blättern und läufst einfach so dahin. Du merkst gar nicht, wie die Zeit vergeht und kommst nun an eine Wiese.
Mitten im Wald .
Eine Wiese, denkst Du und Du spürst, dass Du Dich ein wenig ausruhen möchtest.
Du setzt Dich unter eine Weide in das grüne weiche Gras, lehnst Dich mit dem Rücken an den Baum und ruhst Dich eine Weile einfach aus.
Und nun kannst Du die Last, die Du in Gedanken bei Dir trägst einfach dort ablegen.
Wie ein Gepäckstück.
Du kannst in Deiner Phantasie immer wieder zu der Stelle kommen, um Deine Last wieder aufzunehmen.

Du legst die Last, die Dich bedrückt einfach unter diesem Baum ab und fühlst Dich leicht und beschwingt. Leichter als zuvor. Sie fangen an, die Natur zu betrachten. Und nehmen nun nach langer Zeit endlich die Geschehnisse der Natur einfach so war. Ohne ein schlechtes Gewissen haben zu müssen.
Die letzten Sonnenstrahlen wärmen Deine Haut und Du hast Dich etwas ausgeruht.
Du möchtest jetzt den Heimweg antreten und machst Dich auf den Weg, wieder nach hause.

Du stehst auf und möchtest einfach diesen Tag in Ruhe ausklingen lassen. Du läufst weiter und freust Dich auf Dein zuhause.
Fröhlich, heiter und beschwingt.
Du siehst die grünen - rötlichen Blätter an den Bäumen, die in ganz verschiedenen Farben leuchten.
Siehst Du es?
Schau noch einmal dorthin.
Was nimmst Du wahr?
Der Spätsommer ist in seinen schönsten Farben, das Wetter ist noch lau und warm. Bevor der Winter kommt.
Und Du denkst an die Zeit, wo die Natur zugeschneit und Eiszapfen an den Zweigen hängen.

Heute ist es aber noch schön. Du fühlst wieder das grüne, weiche Gras unter Deinen Füßen, spürst noch die Sonne auf Deiner Haut und gehst beschwingt Deinen Weg dahin.
Befreit von den Gedanken, die Dich im Alltag so sehr belasteten, und befreit von dem Gepäck, das Du unter die Weide abgestellt hattest.
Einfach frei und sorgenlos. Fast wie ein Kind.
Erinnerst Du Dich daran, wie Du Dich als Kind gefühlt hattest? Frei von Verantwortung und Sorge?
Fühl noch einmal dorthin.
Frei von Allem. Alles was Dich belastet.
Du siehst am Wegrand Pilze und beschließt diese mitzunehmen. Steinpilze. Riechst Du es?
Wie es duftet nach frischem Wald mit seinen Beeren und Pilzen?
Und langsam ist es Abend geworden. Die Zeit ist schneller vergangen, als Du dachtest.
Der Himmel wird langsam dunkel und Du läufst vorbei aus dem Wald an einer Wiese und hörst das Zirpen von Grillen. Hörst Du es? Hör noch einmal ganz genau dorthin.

Spürst Du den Abend in Deiner Phantasie?
Der Himmel ist dunkel und die Sonne geht so langsam unter.
Du siehst am Himmel rote Streifen. Eine Mischung aus rotem und gelbem Licht. Ein Sonnenuntergang.
Schon lange hast Du so was nicht mehr wahrgenommen.
Und Du kommst langsam zu hause an. Stellst Deine Blumen in die Vase und genießt noch den restlichen Abend, bevor Deine Familie wieder nach hause kommt und Du wieder bei Dir angekommen bist.

Du genießt noch diesen einzigen Moment. Nur mit Dir allein. Machst Dir einen schön duftenden Tee und setzt Dich noch eine Weile auf die Terrasse.
Du trinkst Deinen Tee, der duftet nach Kräutern und nach Natur, klingt in Dir noch eine Weile nach. Riechst Du es, wie gut er duftet?
Spürst Du bei jedem Schluck, wie er Dich innerlich aufwärmt?
Und Du betrachtest noch eine Weile die Natur von der Terrasse aus und denkst, was für ein schöner Tag!
Du nimmst Dir vor, so etwas öfter mal wieder zu tun.
Die Blumen in Deiner Vase haben sich wieder etwas erholt und sehen jetzt wieder gut aus.

Was von Deiner Wanderung übrig geblieben ist. Sie duften noch eine ganze Weile.
Du bedankst Dich in Gedanken bei Dir selbst und freust Dich schon auf das nächste Mal.
Einfach raus in die Natur. In der Zwischenzeit hat der Himmel sich zugezogen und es fängt an zu regnen. Ein schöner Landregen.
Du beschließt jetzt einfach noch ein Bad zu nehmen und machst Dir leise Musik an. Hörst Du sie? Wie lieblich die Klänge der Musik sich anhören?

Spür noch einmal dorthin und lass diesen Tag allmählich ausklingen.
Einfach so.
Komm nun langsam zurück zu Dir selbst in das Hier und Jetzt.
Du spürst, wie Deine Beine und Arme wieder leichter werden Du Dich wieder ganz frei bewegen kannst.
Dein Körper wird auch wieder ganz leicht und frei, Du kannst wieder ganz leicht und frei atmen.
Du kommst jetzt ganz langsam wieder zurück in das Hier und Jetzt und findest wieder zu Dir selbst.
Jeder für sich. Achte bitte wieder auf Deinen Atem und komm wieder zurück zu Dir selbst, bis Du wieder die Augen öffnen kannst und befindest Dich in diesem Raum zurück von Deiner Reise, wo immer Du gewesen sein magst.

Du nimmst ein Bad (Du – Form)

Müde und völlig abgespannt kommst Du nach Hause und beschließt jetzt endlich mal was für Dich zu tun.
Niemand da, Keine Familie.
Keiner, der stört.
Und Du lässt Dir Badewasser ein, schönes heißes Badewasser.
Du denkst an einen Duft, der Dich belebt, Orangenduft kommt in das Badewasser. Es riecht nach Orange und Zimt und erinnert Dich ein wenig an Weihnachten.
Süß und stimmungsvoll. Du ziehst Dich langsam aus und freust Dich auf das angenehme Bad. Schon lange hast Du Dir so allein kein Bad mehr gegönnt.
Aber jetzt ergreifst Du die Gelegenheit.

Das Wasser verdunstet und es macht eine Stimmung fast wie im Nebel. Dein Atem.....
Du steigst in die Wanne und fühlst das warme, weiche Wasser an Deinen Füßen.
Fühlst Du es?
Du setzt Dich in die Wanne und fühlst das Wasser auf Deiner Haut, spüre noch einmal genau dorthin.
Spüre, wie der Stress von den letzten Tagen von Dir abfällt und Du immer tiefer und tiefer in die Entspannung fällst. Ganz von allein.
Dein Atem geht... und Dein Herz schlägt ruhig und gleichmäßig.
Das weiche, blaue, warme Wasser umhüllt Deine Haut, wie weicher Samt.
Fühl noch einmal dorthin. Wie es sich anfühlt.
Dieses warme Wasser auf Deiner Haut und Du spürst, wie wohlig warm Dir wird. leise Musik klingt an Dein Ohr. Ganz leise und sanft.
Spürst du die Musik?
Lass Dich ganz in die Entspannung sinken, mit fließendem Atem.
Alles was Dich belastet fällt nun von Dir ab und Du kannst ganz und gar in Deiner Wanne gelöst sein.
Wohlige Wärme umgibt Deinen ganzen Körper.
Und es duftet nach Orange und Zimt, Riechst Du es?

Fühl noch einmal dorthin.
Tausend Gedanken gehen Dir noch durch Deinen Kopf, und sie werden langsamer und langsamer, fühlst Du es?
Du denkst an Urlaub in einem See baden, sich einfach treiben lassen. so wie Du es im Moment auch tust.
Deine Arme, Deine Beine, Dein ganzer Körper ist in wohlig warmes Wasser getaucht.
Warmes, blaues weiches Wasser. Du nimmst noch die Geräusche von Außen wahr und dann wird alles weit weg sein.

Die Stimmen, Den Lärm auf der Straße, Kinderlachen, alles weg, weit weg.
Du fängst an, Dich zu erholen.
Auch Deine Gedanken, die eben noch ganz laut in Deinem Kopf waren, sind leiser geworden, immer leiser und leiser.
Bis sie ganz verschwinden, Du fühlst das warme, weiche Wasser immer noch auf Deiner Haut. Und merkst, wie Deine Angespanntheit sich langsam löst.
So wie Deine Gedanken, Deinen Stress.
Denn Dein Atem geht mit Dir ruhig und gleichmäßig.
Und Du fühlst Dich wohl, in diesem warmen Wasser.
Du hast Dir vorgenommen, das öfter mal zu tun und Dir öfter mal ein Bad zu gönnen.
Ganz allein, fern ab von aller Pflicht und Familie und Arbeit, ganz entspannt.
Du steigst jetzt langsam aus der Wanne und trocknest Dich ab.
Du merkst, wie schwer Deine Beine, deine Arme noch sind und würdest Dich am liebsten noch eine Weile hinlegen.
Und der Gedanke gefällt Dir so gut, dass Du ohne zu zögern, davon Gebrauch machst.
Du legst dich noch hin, lauscht der leisen Musik und lässt die Entspannung noch eine Weile auf Dich wirken.
Bis Du wieder hier bei Dir angekommen bist.
Hier in diesem Raum, im Hier und Jetzt.
Du kannst von Deiner Phantasiereise langsam wieder zurück kommen und befindest Dich im hier und jetzt.
In diesem Raum. Deine Beine, Arme und Dein Körper werden wieder ganz leicht und Du kannst wieder ganz leicht atmen. Wieder im Hier und jetzt.

Phantasiereisen – Der Mensch ist wie ein Baum (für mehr Kraft im Leben – Du Form)

Lege Dich, wie im warmen Sand am Meer einfach auf Deine Unterlage, mach es Dir bequem, so wie Du kannst.
Spüre die Auflage Deines Kopfes, lege ihn bewusst ab, und lass sein Gewicht vom Boden tragen. Spür einmal, ob Du dort eine Anspannung wahrnehmen kannst.
Mit jeder Ausatmung fließt ein Stück Deiner Anspannung einfach weg.
Vertraue Dich dem Boden ganz an.
Jetzt denk an Deine Arme, Deinen Rumpf mit dem Becken und Deine Beine.
Vielleicht brauchst Du noch einige Atemzüge, um Dich ganz fallenzulassen, nimm Dir die Zeit, die Du brauchst.
Spür Dein Gesicht.
Wie fühlt es sich an?
Ist es verspannt?
Atme ruhig weiter, mit jedem Atemzug, mit jedem Atemzug löst sich die Anspannung in Deinem Gesicht.

Denk an Deinen Körper, versuch, Dich ganz dem Boden hinzugeben.
Benutze Deinen Atem. Bei jedem weiterem Ausatmen kann sich die Spannung in Deinem Körper lösen.
Vertraue Dich dem Boden ganz an.
Der Boden trägt Dich.

Es ist gut, das Vertrauen zum Boden zu spüren, denn für unsere heutige Phantasiereise können wir viel Vertrauen gebrauchen.
Ich lade Euch heute zu einer Phantasiereise ein.
Spüre noch einmal Deinen Platz. Liegst Du gut und bequem? Kannst Du mir gut zuhören? Schließ jetzt Deine Augen. Du bist jetzt gleich auf einer Reise.
Die Reise beginnt jetzt:
Stell Dir vor es liegt eine Landschaft vor Dir, mit einem kleinen Bachlauf und einer schönen grünen Wiese.
Du betrittst diese Wiese mit Barfußfüßen.
Fühlst Du, wie sich das weiche Gras unter Deinen Füßen anfühlt?
Ist es warm, oder weich, vielleicht ist es aber auch feucht oder nass, oder aber eher kühl?
Fühl noch einmal dorthin. Wie fühlt sich das Gras unter Deinen Füßen an?
Spürst Du es?
Fühl noch einmal genau dorthin. In der Erde in der Nähe des Baches wächst ein kleiner Baum.
Er ist gerade aus der Erde rausgekommen.
Du betrachtest ihn mit Freude. Langsam wächst der Baum heran. Die Wurzeln breiten sich aus, der Stamm wird länger und kräftiger.
Die Äste breiten sich aus und werden zu einer wunderschönen Baumkrone.
Stell Dir eine wunderschöne grüne große Baumkrone vor.
Du liegst unter ihr im grünen, weichen Gras und siehst in die Krone. Siehst Du die grünen Blätter?
Sieh einmal durch dieses grüne Blätterdach.
Was siehst Du? Den Himmel?
Ist er nicht strahlend blau? Ist es nicht ein sonniger, schöner, warmer Tag?
Fühl noch einmal dorthin.

Und spüre Deinen Atem, wie er sich bewegt. Fast genau so, wie das Blätterdach, wenn ein sanftes Lüftchen weht. Sachte hin und her, immer wieder hin und her.
Fühl noch einmal genau dorthin.
Wie es sich anfühlt, Dein Atem. Sieh in das grüne Blätterdach, genieß diesen Augenblick.
Was siehst Du noch? Sind da nicht die Sonnenstrahlen? Die durch das Blätterdach scheinen? Du fühlst es. Sie wärmen Deine Haut.
Fühl noch einmal dorthin. Wie warm die Sonnenstrahlen auf Deiner Haut tanzen.
Was für Gedanken begleiten Dich? Sieh Dir Deine Gedanken genau an...Denkst Du nicht auch, Was für ein schöner Moment?
Einfach mal so unter einem großen Baum zu liegen und durch das grüne Blätterdach den Himmel und die Sonnenstrahlen zu beobachten?
Du fühlst die Ruhe in dir, bist ganz bei Dir.
Du lauscht auf die Natur um Dich. Was nimmst Du wahr?
Das Zwitschern der Vögel?
Oder andere Geräusche? Hör noch einmal genau dorthin.
Vielleicht ist es die liebliche Musik, die an Dein Ohr dringt, vielleicht Kinderlachen, oder ganz andere Geräusche, die Dich hier begleiten.

Fühl noch einmal genau dorthin. Fühlst Du es, hörst Du es? Der Baum erlebt Wind, Sonne, Schnee und Regen. Die Wurzeln werden tiefer und verbreitern sich.
Der Baum steht fest. Du beschließt, Dich aufzusetzen und Dich an seinen Stamm zu lehnen. Jetzt fühlst Du die Rinde in Deinem Rücken.
Doch wie fühlt sich das für Dich an? Ist es hart oder eher weich, glatt oder eher rau?

Fühl noch einmal genau dorthin. Der Stamm gibt Dir einen Halt. Er stützt Dich, damit Du Dich anlehnen kannst.
Wie fühlt sich das an? Du fühlst, dass der Stamm kräftig ist und nicht nachgibt.
Du fühlst Dich sicher Der Stamm ist stark, die Krone schön groß.
Der Baum wächst Jahr für Jahr, er ist groß und tief verwurzelt in der Erde.
Du betrachtest noch ein wenig die Natur um Dich. Die grüne, weiche Wiese, auf der Du sitzt.
Ist das Gras in Deiner Phantasie eher lang, oder aber kurz?
Fühl noch einmal genau dorthin. Wie das Gras sich unter Dir anfühlt. Wärmt die Sonne noch immer Deine Haut? Weht sogar ein leichtes Lüftchen?
Der Bach an dem der Baum steht, fließt immer und immer. Ja unermüdlich.
In Gedanken wirfst Du alles hinein, was Du nicht mehr brauchst.
Der Bach wird es wegspülen, mit seiner Kraft. Was willst Du hineinwerfen? Vielleicht den Stress der letzten Tage? Oder auch den Streit, den Du gestern noch hattest?

Du fühlst Dich plötzlich erleichtert und beschwingt.
Seine Krone trägt grüne Blätter und vielleicht zu ihrer Zeit auch Früchte.
Der Baum hat sich entfaltet, wie es ihm möglich war.
Schau ihn dir einfach noch einmal an. In Deiner Phantasie, wie schön er ist.
Unsere Phantasiereise ist nun langsam zu Ende, Komm langsam wieder in diesem Raum an, Du befindest Dich hier, in diesem Zimmer und öffne dann langsam Deine Augen, räkle Dich sanft, vielleicht gähnst Du auch.
Bleib aber noch ein wenig bei Dir bis Du wieder ganz im hier und jetzt angekommen bist.

Dann erst fängst Du an die Umwelt, diesen Raum und alles andere Wahrzunehmen.

Spaziergang im Sommer (Du - Form)

Du hattest Dir vorgenommen wieder einmal was für Dich zu tun, einen Spaziergang im Sonnenlicht. Und Du siehst raus, das Wetter ist schön, denkst Du. Warum nicht einfach los laufen?
Schließlich bist Du allein zu Haus und Deine Kinder, Deine Familie ist weit und breit nicht zu sehn. Eine Stunde, denkst Du, bis sie alle wieder hier sind. Und Du ziehst Dich an, und läufst einfach los.
In Deiner Phantasie kommst Du an einen grünen Wald. Siehst Du die Bäume dort stehen? Fühlst Du die Natur, die Dich umgibt?
Fühl noch einmal dorthin. Sonnenstrahlen wärmen Deine Haut.
Fühlst Du es?
Sie tanzen auf Deiner Haut, warme weiche Sonnenstrahlen.
Dein Atem geht ruhig und gleichmäßig. Und Du fühlst Dich glücklich, endlich Zeit für Dich!
Du läufst über den weichen Boden, es riecht nach Lehm und frischer Erde. Du hast diesen Duft schon lange nicht mehr wahr genommen. Denkst Du. Und Du beschließt, Deine Schuhe auszuziehen. Mit nackten Füßen gehst Du einfach weiter, fühlst Du den Boden unter Deinen Füßen?
Fühl noch einmal dorthin, wie es sich anfühlt. Ist es feucht? trocken? oder gar nass, vom Gras?

Fühl noch einmal dorthin. Du siehst die Sonnenstrahlen durch das Blätterdach der Bäume schimmern, siehst Du es? Sieh es Dir genau an, es sieht so wunderschön aus. Genieß jeden Augenblick Deines Weges.
Du gehst weiter und beschließt eine kleine Rast zu machen. Du suchst Dir einen starken Baum aus, und setzt Dich mit dem Rücken an seinen Stamm.
Fühlst Du den Stamm? Wie er sich anfühlt?
Stark und mächtig? Hart und warm? Du spürst, dieser Baum kann Dir Halt geben. Du beschließt, diesem Baum einen Namen zu geben und Deine Gedanken, Sorgen und Probleme bei ihm zu lassen.
Du erzählst ihn von Deinen Problemen, Deinen Sorgen, Deiner Last. Die Dich so sehr bedrückt. Deine Schultern werden leichter und leichter, spürst Du es? Fühl noch einmal dorthin. Fühlst Du, dass Dein Atem leichter und leichter geht?
Ja jetzt spürst Du es ganz genau, Dein Atem geht leicht und beschwingt. Du beschließt, Deinem neuen Freund, dem Baum nun all Deine Dinge des Lebens anzuvertrauen. Er ist stark und wird sie für Dich tragen können.
Du fühlst seine Stärke in Deinem Rücken. Lehnst Dich noch einmal an und fühlst, wie gut Dir das Anlehnen tut. Du weißt jetzt, dass Du nicht allein bist.
Du stehst wieder auf, verabschiedest Dich von Deinem starken Freund und läufst beschwingt weiter. Das Laufen geht leichter als zuvor. Und Du kommst an eine grüne Wiese. Sie ist voller Blumen. Rote, gelbe, blaue Glockenblumen, Weiß gelbe Margeriten.
Und Du gehst durch diese Wiese. Mittendurch und fühlst das weiche Gras unter Deinen Füßen. Fühl noch einmal dorthin. Fühlst Du es?
Riechst Du den blumigen Duft des Sommers?
Sonnenstrahlen tanzen noch immer auf deiner Haut. Sie wärmen Dich.

Am anderen Ende der Wiese angekommen siehst Du Wasser. Ein See, denkst Du Dir. Du kommst bis an das Ufer und siehst Enten auf dem See schwimmen und Seerosen, die hier schon blühen.
Ein so schöner Anblick, denkst Du Dir. Und Du setzt Dich einen Moment an das Ufer. Beobachtest den See. Wie er so ruhig da ist. So ruhig , wie Dein Atem.
Der geht ruhig ein – und aus. ein – und aus..Du beobachtest das Wasser. So schönes grün blaues Wasser, denkst Du, Und Du genießt die Stille.
Libellen summen um Dich herum, hörst Du sie?
Hör noch einmal dorthin. Du nimmst einen Stein und wirfst ihn flach in das Wasser.
Er trifft auf, ein paar Mal und macht Kreise in das Wasser, in die Oberfläche. Und es sind Kreise, die immer größer werden… ein schöner Anblick, denkst Du.
Und hast gar nicht gemerkt, wie die Zeit vergangen ist.
Du stehst auf und ziehst Deine Schuhe wieder an.

Machst Dich langsam auf den Weg wieder nach Hause.
Der Himmel ist dunkler geworden und leuchtend rot am Ende des Horizonts. Ein Sonnenuntergang. Wann hast Du ihn zum letzten Mal erlebt?
Heute siehst und fühlst Du es. Und Du siehst immer wieder und wieder dort hin. Auf dem Weg nach Hause gehen Dir viele Gedanken durch den Kopf.
Du nimmst Dir vor, so was öfter mal wieder zu machen.
Nur für Dich allein.
Und Du gehst wieder zurück, über die Wiese, die immer noch im satten Grün vor Deinen Augen erscheint.. mit den leuchtenden Blumen.. in allen Farben.. zurück zum Wald, wo Dein Freund auf Dich wartet und Du berührst noch mal seinen Stamm und denkst, was für ein starker Baum.

Zurück über den lehmigen Waldboden und zurück zu Dir nach Hause. Zu Hause angekommen ist noch keiner da. Deine Familie kommt erst später.
Und Du fühlst in Dir eine Genugtuung und ein ruhiges Gefühl, wie das Wasser in diesem See.
Du nimmst Dir vor, das öfter mal wieder zu machen und kommst zurück aus Deiner Phantasie, zurück in diesen Raum, zurück zu Dir selbst.
Mit tiefen Atem.. Dein Atem geht immer noch tief und gleichmäßig.. komm wieder zurück zu Dir selbst.. zurück in das Hier und Jetzt. Zurück von Deiner Phantasiereise. Kannst die Augen wieder öffnen, Dein Körper fühlt sich leicht und erholt an, Du kannst wieder ganz leicht und beschwingt atmen.

Sonntagnachmittag (Du – Form)

Die Dämmerung hängt wie ein grauer Vorhang vor den Fenstern, von weitem hör ich die Kirchenglocken läuten, zur Nachmittagszeit.
Kerzen hast Du Dir auf den Tisch gestellt und auf die Kommode, das Licht flackert im Halbdunkel.
Und es scheint alles weit weg zu sein. Bizarre Schatten der Pflanzen an der Decke. Sie bewegen sich wie Lianen, die Fangarme so zeitlupenhaft. Sieh noch einmal genau dorthin.
Siehst Du es? Du hast Dir eine Duftlampe angemacht. Das aromatische Öl duftet durch den ganzen Raum, riechst Du es?

Fühl noch einmal dorthin. Leise Musik ertönt, leise.
Hörst Du sie?
Lausch noch einmal dorthin, wie die Klänge der Musik Dich verwöhnen. Die Musik ist so lieblich und leise, dass sie Deinen Gedanken nicht stört, Du kannst Deinen Gedanken freien Lauf lassen. Sie ziehen an Dir vorüber, wie weiße Wattewolken am Himmel.
Du sitzt in der Ecke auf meiner Couch und versink in den Kissen.
Tiefer und tiefer. Spürst Du es? Fühl noch einmal dorthin, wie Dein Körper tief in die Unterlage versinkt und Du fühlst, wie er immer schwerer und schwerer wird.

Noch bewegen sich Gedanken in Deinem Kopf, Du lässt sie einfach an Dir vorrüberziehn.
Tiefer und tiefer versinkst Du in die Polster. Und Du fühlst, wie die Ruhe in Dir langsam steigt..
Dein Atem..
Von den Füßen schwer die Beine, die Arme, die Hände, schwer ganz schwer..
Der ganze Körper wird jetzt auf das angenehmste schwer.
Fühlst Du es? Fühl noch einmal genau dorthin, wie schwer sich Dein Körper jetzt anfühlt.
Wie tief Du in die Unterlage versinkst..Gelöst, entspannt und ruhig liegst Du da.
Dein Atem wird ruhig und er geht ein… und aus… ein ….
Und aus… Du musst jetzt gar nichts mehr tun.
Es ist so friedlich in Dir und in diesem Raum.
Keiner stört, jetzt hast Du Zeit für Dich. Endlich zeit für Dich. Du wirst ganz ruhig, der Atem geht ganz gleichmäßig ein und aus… ein … und aus…

Der Körper wird warm, die Wärme breitet sich aus.
Überall, Spürst Du es?
Fühl noch einmal dorthin..

Du sinkst tiefer und tiefer in Deine Kissen… Spürst Du es, wie weich sie sich anfühlen? Du bist ruhig und entspannt, Dein
Atem geht ruhig und gleichmäßig, er fließt ruhig ein und aus… ein .. und aus..
Du spürst die Ruhe in Dir die fühlbar wird. Träumst mit geschlossenen Augen ein wenig weiter.. .Die Seele wird ruhig, der Geist ist klar. Ganz klar.
Die Augen sind müder und schwer, der Atem schwingt in Ruhe auf und ab, Du träumst eine Weile vor Dir hin..
Die Glieder werden immer schwerer und schwerer..Der Duft des Öles breitet sich im Raum aus.
Was immer Du für einen persönlichen Duft gewählt hast.. Riechst Du es? Vielleicht riecht es nach Rose, Veilchen, Flieder oder Orange oder Vanille?
Fühl noch einmal dorthin. Wie Wärme strömt durch Deinen ganzen Körper.. lass Sie durch Deinen Körper strömen, mit Deinem Atem..
Du liegst auf Deiner Couch und fühlst Dich wohl, warm, weich und wohl. Ruhe, tiefste Ruhe durchströmt Deinen Körper.. Es ist wie tanken kostenloser Energie..die nie zu Ende geht..
Du fühlst Deinen Körper, bist ganz in Dir versunken..
Dein Atem geht ruhig ein… und aus..
Du spürst eine große Ruhe, die Deinen Körper durchströmt.. Durch Geist und Deine Seele.
Spür noch einmal genau dorthin..Du überlässt Dich ganz Deinen Träumen und fühlst die Träume in Dir, die Dir Kraft zum Leben geben, Sind es Bilder?
Geschichten?
Sieh Dir alles ganz genau an. Dein Körper ist schwer und Du genießt diesen Zustand der Schwere und Gelöstheit.
Du fühlst Dich wie eine Katze, die in der Sonne schnurrt, Du merkst langsam, wie Träume kommen - Deine Seele scheint aus Samt und Seide.

Du kehrst in Gedanken langsam zu Dir zurück- freust Dich auf die blaue Stunde.
Und nimmst Dir vor, dies öfter mal zu tun. Einfach in die Polster versinken und mal nichts weiter zu tun, als vor sich hin zu dösen und sich zu entspannen.
Du kommst jetzt von Deiner Reise zu Dir selbst zurück und fühlst Dich entspannt und ausgeruht.
Der Alltag ist in weiter Ferne gerückt.
Du lauscht noch ein wenig den Klängen der Musik und die störenden Gedanken fallen von Dir ab, Du bist in gutem Gleichgewicht mit Dir selbst.
Und genießt nur diesen Augenblick. Fühlst Dich ruhig und entspannt.
Genießt die Stille um Dich herum. Beruhigt und mit neuer Kraft kehrst Du zurück in das Hier und Jetzt zu Dir selbst und in Deinen Alltag.
Du nimmst Dir vor, dieser Art der Entspannung jetzt öfter mal zu machen. Kommst zurück in diesen Raum, kannst Deine Augen öffnen, befindest Dich im Hier und Jetzt.
In diesem Raum.
Dein Körper fühlt sich wieder leicht und beschwingt an.
Und Du hast Kraft gesammelt in der Zeit der Entspannung.

Baden im See.. (Sie - Form)

Stellen Sie sich vor:
Sie hatten einen Ausflug geplant. Am Sonnabendmorgen. Und Sie wachen auf, der Himmel blau, die Sonne scheint und es ist das herrlichste Wetter, welches Sie sich vorstellen können. Kein Wölkchen am Himmel.
Sie wollen los, ins Grüne und haben alles schon am Abend vorher gepackt.
Den Picknickkorb, das Badezeug, die Wolldecke, was zu trinken.
Und schon geht es los. Sie machen sich einen Kaffee. Duftenden heißen Kaffee. Schmecken Sie ihn?
Riechen Sie diesen herrlichen Duft?
Dieser Kaffeeduft?
Wie er Ihnen in die Nase steigt?
Sie fühlen sich fröhlich und beschwingt.
Und haben Freunde eingeladen.
Während Sie beim Frühstück sind, klingelt es an der Tür. Freunde kommen.
Sie wollen gemeinsam baden gehen.
Fröhlich und beschwingt nehmen Sie Ihre Sachen und es geht auch schon los.
Ab in ; s Grüne. So ein herrlicher Tag. Die Sonne strahlt herrlich und wärmt Ihre Haut. Spüren Sie es? Wie die Sonnenstrahlen Ihre Haut berühren?
Spüren Sie genau dorthin. Wie warm sich das anfühlt..Ihr Atem geht ruhig und gleichmäßig.
Sie fühlen sich rundum wohl.

Alle steigen aufs Rad und schon geht es auch los.
Eine Radtour ins Grüne. Vorbei an Häusern, die bunt an Ihnen vorüberziehen, lachende Kinder die auf der Straße spielen.
Fröhliches Kinderlachen begleitet Sie.
Die Fahrt geht durch einen grünen Park.
Leute gehen hier spazieren. Manche haben einen Hund an der Leine. Bäume stehen im saftigen Grün.
Und Sie finden es herrlich. Diesen Ausflug. Das schönste Wetter ist heute zum Geschenk geworden. Die Wiesen im satten Grün, und sie duften so herrlich.
Nehmen Sie es wahr, diesen Duft voller Sommer?
Riechen Sie es!
Spüren Sie einmal dort hin.
Blumen auf den Wiesen, Margeriten in weiß gelb.
Es ist ein herrlicher Anblick vom Fahrrad aus.
Und Sie genießen es vollkommen, heute einmal was für sich zu tun.
Nur allein für sich.
Von weitem können Sie den Badesee erkennen.
Und nach wenigen Minuten sind Sie auch schon angekommen. Sie steigen vom Rad und sehen sich die Umgebung näher an.
Wiesen um den See. Bäume, dessen Kronen in den Himmel wachsen.
Und dieses herrliche Grün. Die Sonnenstrahlen leuchten durch die Zweige. Es ist ein herrlicher Tag.
Warm ist es heute und Sie beschließen, das Rad an einen Baum zu stellen, die Decke auszubreiten und sich hinzusetzen.
Das Picknick kann beginnen.
Sie spüren die Wärme der Sonne auf Ihrer Haut.
Ihnen ist wohlig warm. Und Sie riechen den Duft nach Erde und Gras, hören das Schwirren von Bienen. Haben rundum gute Laune und beginnen mit dem Auspacken.

Kaffee in einer Thermoskanne, Bananen, Salat, belegte Brötchen, mit Käse, Wurst und Schinken, gekochte Eier. All dies breiten Sie vor sich auf der Decke aus und beginnen gemeinsam mit Ihren Freunden ein Picknick.

Sie lachen und erzählen sich so mancherlei und der Stress von den letzten Tagen fällt völlig von Ihnen ab. Einfach so.
Nach dem Essen legen Sie sich noch eine Weile hin, lassen sich einfach zurückfallen, während Ihre Freunde einen kleinen Spaziergang machen.
Sie wollen sich erholen, einfach die Seele baumeln lassen.
Und Sie beobachten eine Weile die Natur, wie sie so ist.
Sie hören Vogelgezwitscher, und das Summen von Bienen.
Von weiter Ferne ertönt das Läuten von Kirchenglocken, Alles ist ganz friedlich.
Nichts gibt es, was Sie stört. Die Sonnenstrahlen tanzen durch das Blätterdach des Baumes unter dem Sie gerade liegen.
Sie können den blauen Himmel durch die Zweige sehen, Es ist ein sonderbares Wechselspiel.
Und es tut Ihnen gut, endlich mal Ruhe habe zu dürfen, sich erholen zu können.
Sie beschließen nach der Pause, endlich schwimmen zu gehen und ziehen Ihre Schuhe und Ihre Socken aus.
Die Füße berühren das Gras und es ist ein tolles Gefühl, das Gras unter den Füßen zu spüren.
Spüren Sie es?
Fühlen Sie noch einmal dorthin. Wie fühlt es sich an, das Gras?
Ist es weich und trocken oder eher feucht?
Die Grashalme kribbeln an Ihren Füßen, ein recht ungewohntes Gefühl.
Ihr Atem geht ruhig und gleichmäßig.

Sie laufen zum Ufer unter Ihren Füßen das Gras.
Feucht und ganz weich.
Schon fühlen Sie den Sand unter Ihren Füßen.
Der fühlt sich ganz weich an.
Fühlen Sie es? Sie sehen das Wasser.
Es ist ruhig und klar. Ganz blau und klar. Sie können bis auf den Grund sehen und entdecken kleine Steinchen im Sand. Sie laufen in das Wasser, langsam.
Das Wasser umspielt Ihre Füße und es fühlt sich warm an. Weich und warm.
Und Sie gehen immer tiefer und tiefer in den See hinein, Das Wasser ist weich und warm ganz weich schmiegt es sich an Ihren Körper.
Spüren Sie es, wie weich und warm Ihr Körper ist?
Dann fangen Sie an zu schwimmen, Ganz schwerelos gleiten Sie durch das Wasser. Es fühlt sich ganz toll an und Ihr Atem geht ein.... Und aus.... Ganz gleichmäßig.
Sie schwimmen ganz leicht durch das Wasser und fühlen Ihren Körper schwerelos dahin gleiten.
Ganz leicht und schwerelos.
Bald merken Sie, dass Sie umkehren wollen und Sie schwimmen zurück an das Ufer.
Ganz langsam genießen Sie Zug um Zug.
Ihr Körper ist schwerelos und gleitet einfach so dahin.
Sie kommen ans Ufer und gehen aus dem Wasser, Ihre Füße fühlen sich jetzt schwer an. Schritt für Schritt gehen Sie zu der Decke und trocknen sich ab. Sie fühlen sich schlapp nach der Anstrengung und doch wohl.
Sie setzten sich auf die Decke und ziehen sich an.
Fühlen sich wieder warm und erfrischt.
Und denken, was für ein schöner Ausflug.
Inzwischen sind auch Ihre Freunde vom Spaziergang zurück gekommen und Sie beschließen alles zusammenzupacken und wieder nach Hause zu fahren.
Denn inzwischen ist einige Zeit vergangen und es ist schon Abend geworden.

Und so packen Sie alles zusammen, steigen auf Ihr Rad und fahren gemeinsam wieder zurück.
Vorbei am Park, der immer noch im abendlichen Grün erleuchtet, an den bunten Häusern, vorbei am Kinderlachen zurück nach Hause.
Zu Hause angekommen machen Sie sich einen schön duftenden Tee und sitzen noch eine Weile bei einer Tasse Tee auf der Terrasse.
Bevor Sie Ihre Freunde verabschieden. Nun ist dieser Tag zu Ende.
Sie haben ihn sichtlich genossen und fühlen sich erfüllt von den Eindrücken des Tages.
Sie nehmen sich vor, dies öfter mal zu tun. Hängen Ihre Decke und das Badezeug auf zum Trocknen.
Sie fühlen sich müde und doch glücklich, einen so schönen Tag verbracht zu haben und sind dankbar zu sich selbst.
Und Sie kommen langsam von Ihren Träumen zurück in das Hier und Jetzt. Können bei „Drei" wieder ganz im Hier und Jetzt in diesem Raum sein.
Bei „Eins" gehen alle Schwere und Müdigkeit aus den Armen zurück, sie verfliegen wie eine Wolke im Wind.
Die Schwere geht aus Ihren Armen zurück.
Ihre Arme werden wieder ganz leicht und frei. Beide Arme sind wieder ganz leicht und frei.
„Zwei" - Nun entweicht auch alle Schwere und Müdigkeit aus dem Kopf und Augen und aus Ihren Beinen. Sie könne Ihre Beine wieder ganz leicht bewegen. Ihr Kopf, Ihre Augen und die Beine werden wieder ganz leicht und frei.
und die „Drei". Jetzt weicht auch alle Müdigkeit aus dem Körper.
Sie können wieder ganz leicht und frei atmen, können Sich wieder ganz leicht bewegen, fühlen sich froh und erfrischt. Und befinden sich in diesem Raum.

Sie sind wieder hier angekommen. Hier in diesem Raum und bei sich selbst.
Warten Sie noch eine kleine Weile, bis Sie sicher sind und treffen Sie ganz bewusst die Entscheidung, sich langsam aufzurichten und wieder hier zu sein.

Spaziergang im Wald (Sie - Form)

Stellen Sie sich vor, Sie hätten einen Ausflug geplant, am Sonntagmorgen.
Und wachen auf, der Himmel strahlt blau, ganz herrlich, leuchtendes Blau.
Sie wollen jetzt los, ins Grüne.
Es ist im Juni, und strahlend blauer Himmel.
Sie fühlen sich leicht und beschwingt.
Ihr Atem…,
Und Sie laufen einfach los. Die Sonnenstrahlen berühren Ihre Haut und Sie fühlen sich fröhlich und beschwingt.
Das haben Sie schon so lange nicht mehr getan.
Es ist friedlich und Sie hören das Zwitschern der Vögel.
Hören Sie genau hin, können Sie es wahrnehmen?
Es ist so friedlich, hier, so warm und es geht Ihnen so richtig gut.
Ihr Atem geht …
Sie werden ganz ruhig und die Wärme der Sonnenstrahlen, die Sie auf Ihrer Haut spüren, wärmt Körper und Ihre Seele.
Sie fühlen sich ruhig und entspannt.
Laufen auf den Wald zu und erkennen, wie Sonnenstrahlen durch die Blätter blinzeln.
Ihr Atem wird ruhig und gleichmäßig, und der Stress von einer Woche Arbeit fällt von Ihnen ab.

All die Gedanken, die Sie eben noch belasten, sind im Moment völlig unwichtig.
Sie lassen sie einfach an sich vorüberziehen.
Sie spüren, wie die Ruhe Sie erfüllt.
Der Atem ist ganz ruhig, er fließt ganz ruhig ein… und aus…. Sie träumen ein wenig weiter.
Die Seele wird ganz ruhig und während Sie dahin laufen, merken Sie, Ihre Füße immer schwerer werden.
Sie beschließen, die Schuhe und die Socken auszuziehen, und spüren nun das weiche, grüne Gras unter Ihren Füßen.
Spüren Sie ganz genau dorthin.
Spüren Sie es?
Das sanfte gras unter ihren Füßen?
Die Sonne wärmt Ihren Körper und Sie spüren, wie die Sonnenstrahlen auf Ihrer Haut tanzen.
Sie fühlen sich beschwingt und heiter.
Blumen blühen auf der Wiese, die Sie ja gerade durchschreiten.
Bunte Blumen sehen Sie in allen Farben. Blaue, wie der Himmel, Rote, wie roter Samt, Gelbe, wie die Sonne und Weiße, wie der Schnee.
Sie kommen an einen See.
Und sehen das Wasser, Am Ufer liegt ein verlassenes Boot. Und Sie überlegen: Soll ich da hinein?
Sie beschließen kurzerhand in das Boot zu steigen, und setzten sich vorsichtig hinein.
Das Boot löst sich vom Ufer und Sie treiben dahin.
Einfach so dahin.
Sie denken: Was für ein schöner Tag und fühlen sich richtig glücklich!
Sie fühlen Ihren Körper, wie er immer schwerer und schwerer wird.
Sie liegen in diesem Boot und lassen sich einfach dahin treiben, einfach so.

Und betrachten den blauen Himmel, die weißen Wölkchen, die am Himmel verteilt sind.
Sie spüren jetzt genau, die Ruhe, in Körper, Geist und Seele.
Fühlen die Wärme der Sonnenstrahlen und lassen sich einfach mal so treiben, einfach so.
Die Sonne wärmt Sie von oben und das Boot schaukelt ganz sanft hin… und her…, so wie Ihr Atem… hin… und her…
Sie fahren vorbei, unter den Zweigen von Bäumen und fühlen sich sicher und beschützt.
Über Ihnen die Bäume, und Sie liegen im Boot, das sachte vor sich hin fährt.
Einfach so. Ihr Körper fühlt sich schwer an.
Das Wasser ist leise kaum merklich.
So treiben Sie an das andere Ufer, mit Ihrem Boot.
Und Sie steigen langsam aus, laufen durch das seichte Wasser und unter Ihren Füßen merken Sie den Sand und das warme Wasser.
Weich und warm.
Sie setzten sich an das Ufer in das grüne und weiche Gras, fühlen sich glücklich und wollen sich etwas ausruhen.
Ihr Körper fällt ins Gras und Sie liegen einfach da.
Einfach so. Betrachten die Natur.
Und weil das Ufer etwas steil ist, können Sie genau beobachten, wie Die Blumen sich sanft im Wind bewegen, ein laues Lüftchen tut sich auf.
Sie betrachten zum ersten mal wieder die Natur.
Es ist zauberhaft.
Die Bäume im satten Grün, die Vögel am Himmel, die Wiese unter Ihren Füßen, alles so schön.
Sie fühlen sich gelöst und entspannt.
Ihre Atmung geschieht ganz gleichmäßig und ruhig.
Wärme durchströmt Ihren Körper und ein leises Lüftchen bewegt sich nun.

Sie beschließen, wieder zurück zu gehen.
Der Abend naht.
Der Himmel ist langsam immer dunkler geworden und es riecht einfach nach frischer Erde, nach Sommer.
Riechen Sie es jetzt auch?
Sie erheben sich und machen sich langsam auf den Rückweg.
Ziehen Ihre Schuhe wieder an und merken, wie Ihre Füße schwer werden. Vom Laufen.
Sie laufen um den See herum, es Schwimmen noch Enten darauf.
Die Luft ist herrlich sommerlich!
Riechen Sie es?
Fühlen Sie es?
Ihr Atem geht ruhig und gleichmäßig.
Sie fühlen sich wohl und entspannt.
Langsam bekommen Sie Lust, wieder nach Hause zu gehen.
So richtig entspannt haben Sie sich heute und Sie nehmen sich vor, dies öfter mal wieder zu machen.
So ganz für sich allein. Keiner, der Sie stört oder Sie an irgendwelche Pflichten erinnert.
Einfach nur in die Natur. Laufen, intensiv riechen und mal sehen, was es so gibt.
Einfach so, ganz ohne Grund die Seele mal baumeln lassen.
Müde, aber überglücklich kommen Sie zu Hause an und fühlen sich entspannt, gelöst und erfrischt.

Sie kommen zurück in das Hier und Jetzt und fühlen Sich ganz entspannt, glücklich und erholt.
Sie können jetzt Ihren Körper wieder ganz anspannen, beginnen Sie mit den Händen.

Die Hände zu Fäusten machen, einfach mal die Finger bewegen, Sie befinden sich im Hier und Jetzt.

Können wieder ganz leicht und frei atmen. Können bei „Drei" die Augen wieder öffnen und fühlen sich erfrischt, und ausgeruht.
Bei „Eins" gehen die Schwere aus den Beinen und Armen wieder zurück. Ihre Arme werden wieder ganz leicht und frei. Beide Arme sind wieder ganz leicht und frei.
„Zwei" – nun verschwindet auch die Schwere aus Ihrem Körper, Ihr Körper wird wieder ganz leicht und frei.
Sie können wieder ganz leicht und frei atmen.
Ihr Atem geht wieder ganz leicht und frei.
Und nun zu guter letzt die „Drei" - Sie können jetzt die Augen öffnen, befinden sich im Hier und jetzt, befinden sich im Hier und Jetzt.
Bleiben Sie noch etwas ruhig liegen, bevor Sie sich aufrichten.
Sammeln Sie Ihre Gedanken, nehmen Sie sie wieder auf, Lassen Sie alle Gedanken kommen, die gerade da sind.

Der Zauberbaum (Du – Form)

Konzentriere Dich auf den ruhigen Fluss Deiner Atmung.
Bis überall die Ruhe spürbar wird.
Die Ruhe tiefer und tiefer… alle Gedanken fallen aus dem Kopf, der Körper ist schwer geworden und sehr

warm, fühl nochmal dorthin, wie Dein Körper in die Unterlage versinkt…
Die Atmung geschieht gleichmäßig und ruhig.
Es atmet Dich. Ganz von allein.
Tauche ein, wohin die Meditation Dich führt…Du kommst bald zu Inneren Ruhe und fühlst, wie Dein Atem ruhig wird…Lass ihn einfach geschehen, Deinen Atem.
Lass ihn ein und aus… ruhig ein und aus fließen…
Du spürst, wie Dein Inneres, Deine Seele ruhiger wird, spürst, wie der Stress von Dir abfällt. Körper Geist und Seele finden Ruhe. Störende Gedanken an das Draußen fallen wie schwere Steine von Dir ab. Der Alltag rückt weit weg.
Du bist ganz bei Dir, mit gutem Gleichgewicht, genießt den Augenblick und den Blick nach Innen.
Ruhig und ganz entspannt, fühlst Du Dich gelöst und entspannt, fühl noch einmal dorthin.
Ruhig, ruhig ganz ruhig fühlst du Dich und gelöst.
Genieße die Stille um Dich herum.
Beruhigt gehst Du von hier aus in Deinen Alltag. Die Ruhe wird tiefer und tiefer…
Die Gedanken schlafen, Dein Körper wird leer von Spannung, Geist und Seele werden ruhig, Ruhe, Ruhe und nochmals Ruhe.
Und Du kommst in Deiner Phantasie zu einem großen Baum. Mächtig sein Stamm, sicher schon viele Jahre alt. Er hat ein riesiges Blätterdach und seine Blätter leuchten grün.
Die Sonne scheint durch das Blätterdach hindurch.
Siehst Du es?
Sieh noch mal genau dorthin. Fühlst Du das laue Lüftchen, was Deine Haut berührt?
Fühl noch mal genau dorthin. Seine Äste sind breit ausgestreckt nach allen Seiten..
Blätter grüne, viele, viele, viele….

Der Baum steht ganz fest, seine Wurzeln sind tief in der Erde verwurzelt. Hier kannst Du Dich sicher fühlen. Er schützt Dich vor Regen, Wind und gibt Dir die Geborgenheit, die Du gerade brauchst.
Die Rinde ist rissig und braun. Der Stamm fühlt sich fest und trocken an.
Fühl noch einmal dort hin. Streck Deine Hand aus und berühr Deinen Baum.
Wie fühlt er sich an?
Ist die Rinde nicht trocken und warm? Der Stamm ist gut für Dich zum Anlehnen, wenn Du Halt brauchst.
Wie ein Freund, stark und fest.
Die Blätter bewegen sich leicht im Wind, siehst Du sie?
Sieh einmal dorthin, wie sehen sie aus?
Grün unendliches Grün.
Du fühlst Dich beschwingt, an diesem schönen Sommertag.
Die wärmenden Sonnenstrahlen rinnen in Deinen Körper.
Deine Haut fühlt sich warm an.
Fühl noch einmal dort hin. Du genießt die Ruhe, Dein Rücken an den Stamm des Baumes gelehnt, und Du spürst die Stärke in Deinem Rücken.
Der Baum, der Dir Halt und Kraft gibt.
Dein Atem fließt ein … und aus.. ruhig ein… und aus…Alles ist weit fortgerückt.
Als gäbe es keine Probleme mehr…Da gibt es weder Zweifel noch Ängste…
Ruhe strömt in Dir einfach in Dir und Du denkst an gar nichts mehr…
Die Blätter tanzen im Wind leicht, wie Dein Atem…Nach der Melodie des Windes..
Der Wind singt ein Lied – der Baum versteht es – Du kannst es hören. Hör einfach mal ganz genau hin.
Nimmst Du es wahr?

Das Spiel des Windes? Lausch einfach auf die Musik, die Du hörst..
Die Krone des Baumes ist wie ein Gewölbe über Dir, Du fühlst Dich geschützt und ruhig.
Ein Gefühl der Geborgenheit ist jetzt in Dir.
Fühl noch einmal genau dorthin.
Was fühlst Du?
Spürst Du es?
Der Himmel ist blau, weiße Wölkchen schweben sachte vorüber, Du beobachtest den Himmel..
Und spürst Deinen Atem, wie er ein… und aus fließt..
Das wenige blau schimmert durch die Äste, durch die grünen Blätter…
Der Himmel blau – silbern… bunte Vögel schwingen sich durch die Äste, Bienen Schmetterlinge fliegen umher, sachte an Dir vorbei.
Sieh mal genau dorthin.
Siehst Du sie?
Gedanken und Wünsche umkreisen den Baum.
Sind es Deine Gedanken?
Sind es Deine Wünsche?
Welche Wünsche hast Du?
Denk einmal an Deine Wünsche, sag sie leise in Gedanken Deinem Baum, Deinem Freund.
Die Gedanken, die Dich noch begleiten, kannst Du hier abstellen, wie ein Gepäckstück.
Stell einfach Deine Sorgen, Dein Gepäck hier ab.
Dein Baum wird drauf aufpassen und du kannst jederzeit zu diesem Ort zurückkehren, um Dein Päckchen wieder aufzunehmen.
Eine Stimme tönt leise aus dem Baum, Deinem Zauberbaum.
In mir ist so viel Kraft, hol sie Dir, greif sie Dir, greif einfach zu und nimm das Geschenk des Baumes an.

Du greifst danach, Du hast sie fest in Deinen Händen.
Fühl einmal, wie sich das anfühlt... Du hältst sie fest, diese Kraft.
Du verstehst und begreifst... Vielleicht ist es der Schlüssel zu Deiner Erschöpfung, zu Deinem Problem.
Du hast es jetzt in der Hand.
Du fühlst Dich ganz ruhig und zuversichtlich, Du hast jetzt wieder neuen Mut und neue Kraft.
Du schaffst es, Du musst nur bereit sein, mutig sein

Du lässt noch den Eindruck auf Dich eine Weile wirken und nimmst das Geschenk Deines Baumes an.
Du fühlst wieder die starke Rinde in Deinem Rücken, wie viel Kraft doch dieser Baum hat, denkst Du.
Die Ruhe überträgt sich auf Dich.
Du fühlst Dich gelassen und gelöst. Hast wieder aufgetankt und fühlst Dich wieder stark.
So wie dein Baum.
Du verabschiedest Dich und kehrst dankbar in Dein Hier und Jetzt wieder langsam zurück.
Eine Weile denkst Du über Deinen Freund, den Baum noch nach..
Es klingt noch eine Weile in Dir nach, dann kommst Du langsam wieder hierher zurück.
In das hier und Jetzt. Du öffnest wieder langsam Deine Augen und befindest Dich, mit neuer Kraft im hier und Jetzt.

Schlusswort

Ich möchte mich für Ihre geschätzte Aufmerksamkeit bedanken und würde mich freuen, wenn dieses Buch Ihr ständiger Begleiter sein wird.
Es soll Ihnen helfen, besser mit dem Alltag umzugehen und Stresssituationen besser zu meistern.
Meine Wünsche begleiten Sie auf all Ihren Wegen.

Susann Krumpen
Autorin